DES

CORPS ÉTRANGERS DE L'ŒIL

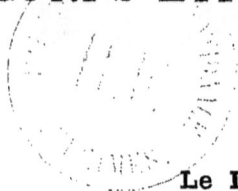

PAR

Le Docteur G. SOUS

Médecin oculiste des bureaux de charité, Membre de la Société de Médicale
d'Émulation et de la Société des Sciences Physiques de Bordeaux,
de la Société Ophthalmologique d'Heidelberg,
Membre correspondant
de la Société Médico-Pratique de Paris
des Sociétés de Médecine de Marseille, Poitiers, Rouen, Neufchâtel, Lisbonne.

———✦———

BORDEAUX

IMPRIMERIE DUVERDIER ET Cie (DURAND, DIRECTEUR)

7, rue Gouvion, 7

—

1873

Id 88/300

CORPS ÉTRANGERS DE L'ŒIL

« Il n'y a peut-être pas une seule personne, parvenue à un certain âge, à laquelle il ne soit arrivé d'avoir eu, plus ou moins passagèrement, un petit corps étranger dans un de ses yeux. » C'est ainsi que s'exprimait Demours, en 1821. Les corps étrangers de l'œil constituent, en effet, une maladie fréquente qui attire l'attention de la généralité des auteurs.

Ce mode de traumatisme, peu grave, en général, par lui-même, nécessite souvent une prompte intervention chirurgicale. Les différents traités d'ophthalmologie insistent sur cette nécessité, mais comme ils me paraissent avoir trop écourté leur description, j'ai pensé qu'il serait utile de donner une exposition détaillée des accidents qui accompagnent ce genre de lésion et des formes variées qu'elle peut revêtir. Pour aborder avec fruit cette question, je me suis borné, en grande partie, à colliger les notes que j'ai prises, au fur et à mesure, sur les cas que j'ai observés.

Il m'est arrivé plusieurs fois de recevoir dans mon cabinet des personnes ayant une légère injection conjonctivale, et se plaignant de la présence d'un corps étranger dans l'œil. Un examen des plus minutieux ne me permettait pas de constater la présence d'un corps étranger. En interrogeant ces malades, j'obtenais les renseignements suivants : lors de l'introduction du corps étranger, la douleur était vive, les larmes abondantes, la rougeur de la conjonctive devenait manifeste ; puis, la douleur changeait de caractère, elle diminuait d'intensité, et le malade n'éprouvait alors qu'une sensation de plénitude et de gène dans le globe oculaire, sans qu'il fût possible de préciser un point où la douleur fût plus vive. Dans ce cas, il n'y a pas de doute, le corps étranger avait été éliminé spontanément.

Ce fait a été constaté par Demours : « Très-souvent, dit-il, les petits corps étrangers sortent spontanément, soit dans la même journée, soit dans le cours des jours suivants. »

Comment se fait cette élimination? Je crois que les corps de peu de volume et de légère densité ne séjournent pas dans l'œil, si leur surface est lisse. Dépourvus d'aspérités, ils ne peuvent s'implanter dans les tissus, et alors, libres à la surface du globe, ils changent de place à chaque instant sous l'influence du mouvement des paupières. Quand ils ont atteint le niveau du bord de la paupière inférieure, ils sont baignés par les larmes, qui les entraînent au dehors.

C'est ainsi que je crois devoir expliquer les cas d'élimination spontanée.

L'élimination des corps étrangers par l'hypersécrétion des larmes a été, pendant un certain temps, la base d'une thérapeutique si absurde, qu'elle a été abandonnée, je veux parler de l'introduction de graines dans l'œil pour faciliter la sortie d'un corps étranger.

Voici comment procédait maître Jan, en 1740 : « On introduit, entre le globe et la paupière supérieure un grain d'orvale qui, en s'enflant à cause de l'humidité qui le pénètre, écarte la paupière du globe, et, par le mouvement de l'œil, roule par différents endroits sans pouvoir le blesser, et les petits corps sont entraînés par les larmes ou ils s'attachent à ce grain autour duquel il s'est formé un mucilage et sortent avec lui. »

En 1770, on commençait à douter de la valeur de ce procédé. « Quelques-uns, dit à cette époque Deshais Gendron, recommandent de mettre un ou deux grains de semence de toute-bonne ou d'orvale ou de graine de lin dans l'œil, et prétendent que les corps étrangers sortent avec une quantité de larmes qui en découlent. »

Ce moyen, qui a été d'abord scientifique, puis populaire, n'avait d'autre but que d'augmenter la sécrétion des larmes, qui, par leur abondance, entraînaient le corps étranger au dehors; mais quelquefois ce moyen devenait précisément le point de départ d'une maladie analogue à celle que l'on voulait guérir, car, plus d'une fois, le malade, au lieu d'un corps étranger, en possédait plusieurs. Il en était ainsi quand les graines venaient se loger dans le cul-de-sac conjonctival supérieur.

Je ne crois pas que cette méthode ait beaucoup de partisans, car je n'ai noté qu'un seul malade qui m'ait dit, le 27 mars 1873, avoir eu recours à ce moyen, sur le conseil de son pharmacien.

Le siége des corps étrangers étant variable, on a songé à établir une classification. Pour MM. Gosselin et Denonvilliers, les corps étrangers sont classés en pénétrants et non pénétrants. Cette classification n'a aucune valeur pratique. Parmi les corps étrangers non pénétrants, ceux qui siégent dans la cornée présentent des symptômes différents de ceux qui adhèrent à la conjonctive, et parmi les corps étrangers pénétrants, ceux de l'iris s'accompagnent de phénomènes qui n'ont rien de commun avec ceux que l'on constate dans les cas de corps étrangers du cristallin.

Il est plus pratique d'étudier les corps étrangers suivant les organes atteints. Cette manière est, du reste, généralement employée; c'est à mon avis la meilleure, et c'est celle que j'adopterai.

Quelle est la relation des traumatismes oculaires par

rapport aux autres affections oculaires? Cette relation est très-variable. A Bruxelles, Cunier obtint la proportion de 1 sur 61; à Prague, Hasner, 1 sur 40; à Lyon, Rivau-Landrau, 1 sur 14; à Dublin, 1 sur 24; à Liverpool, 1 sur 11; à Birmingham, 1 sur 14.

Depuis l'année 1860 jusqu'à la fin du deuxième trimestre de l'année 1873, j'ai inscrit 16,004 malades et noté 1,607 cas de traumatisme; la proportion est donc environ de 1 sur 10 ou 10 p. 100, proportion qui se rapproche de celle de Liverpool.

A Birmingham, d'après la statistique de Solomon, sur 891 cas de traumatisme, il y avait 294 cas de corps étrangers. A Bristol, d'après Leonard, sur 1,922 cas de traumatisme, 840 cas de corps étrangers. Les cas de corps étrangers considérés par rapport aux traumatismes oculaires en général donnaient donc : à Birmingham, la proportion de 33 p. 100, et à Bristol, celle de 43 p. 100.

Parmi les 1,607 cas de traumatisme que j'ai notés, il y avait 726 cas de corps étrangers; la proportion est donc de 45 p. 100, proportion supérieure à celle de Bristol.

Les organes où j'ai constaté des corps étrangers sont les suivants :

Voies lacrymales, 2 cas; paupière, 5 cas; conjonctive palpébrale, 101 cas; conjonctive oculaire, 48 cas; cornée, 553 cas; chambre antérieure et iris, 10 cas; cristallin, 3 cas; corps vitré, 4 cas.

Ces chiffres démontrent que la cornée est le plus souvent atteinte. Toutes les statistiques arrivent au même résultat. Cependant, il semble que la conjonctive devrait être le siége le plus fréquent des corps étrangers, car quand l'œil est ouvert, la surface de la conjonctive mise à découvert est plus considérable que celle de la cornée. Stellwag von Carion admet que le tissu cellulaire sous-conjonctival fait rebondir en arrière le corps étranger, ce qui

n'arrive pas pour la cornée. D'après cet auteur, les corps
étrangers arrivant sur la conjonctive seraient rejetés au
dehors par l'élasticité de cet organe. Cette opinion me
paraît inacceptable. La conjonctive oculaire glisse trop
facilement sur le globe oculaire pour pouvoir offrir une
résistance élastique convenable à l'élimination d'un corps
étranger.

A mon avis, voici comment il faut interpréter cette cir-
constance. Les médecins ne voient pas tous les cas de
corps étrangers; ils ne sont, en général, consultés que
dans les cas où les gens du monde ont échoué. Les corps
étrangers de la conjonctive sont faciles à enlever; il n'en
est pas de même de ceux de la cornée. Les gens du monde
réussissent à enlever les premiers et ils échouent pour les
seconds. Ainsi, le médecin est appelé à soigner les malades atteints de corps étrangers de la cornée, tandis que la
plupart des malades ayant un corps étranger de la conjon-
tive n'ont pas recours à lui. Le médecin, ne pouvant
compter que les cas qu'il a vus, est donc amené par la
force des choses à compter beaucoup plus de cas de lésion
de la cornée que de la conjonctive.

Les corps étrangers donnent naissance à des symptômes
communs et particuliers.

Après l'introduction d'un corps étranger dans l'œil, les
symptômes de réaction se montrent en général, je dis en
général, parce que j'ai vu beaucoup de malades qui ne
pouvaient fixer le début de leur maladie et qui en igno-
raient même la cause. Chez ces malades, la réaction n'a-
vait pas suivi de près l'introduction du corps étranger.

Chez les malades qui éprouvent des accidents immédiatement après l'introduction du corps étranger, voici les
symptômes observés. Après avoir éprouvé une sensation
subite de gêne, le malade sent le besoin de fermer son œil
et même de le frotter. L'œil lui paraît chaud et brûlant;

cette sensation de chaleur occupe tout le globe et elle n'est pas limitée, comme on pourrait le croire, au point frappé; elle varie d'intensité suivant le siége du corps étranger. Le muscle orbiculaire est atteint de spasme, la sécrétion des larmes est augmentée, les vaisseaux conjonctivaux superficiels et profonds sont injectés. Dans ces conditions, le malade évite les mouvements du globe et ne fait que de légers efforts pour ouvrir son œil. Cependant, quand il veut l'ouvrir, il est obligé, pour vaincre la résistance des contractions du muscle orbiculaire, de faire intervenir les muscles du front et de la face.

Si le corps étranger est enlevé, le spasme des paupières disparaît, l'épiphora cesse et la circulation revient à l'état normal.

Ces symptômes sont loin d'être constants, je dirai même qu'ils sont très-variables; cependant, le tableau que j'ai tracé représente la généralité mais non la totalité des cas.

La douleur est le premier symptôme. Elle est comparée par les malades à celle d'une piqûre suivie d'une sensation de brûlure. Chez les personnes excitables, la douleur peut produire de l'insomnie et donner naissance à une violente douleur hémicrânienne. Ce fait est rare, car je ne l'ai observé qu'une seule fois. Une dame, arrivant le soir à Bordeaux, avait reçu dans l'œil gauche, pendant son voyage en chemin de fer, une parcelle de charbon dans l'œil gauche; ce corps étranger siégeait dans la muqueuse palpébrale supérieure. Toute la nuit, Mme T... fut en proie à de vives douleurs dans tout le côté gauche de la tête. Son œil gauche lui paraissait entouré d'un brasier ardent. Le corps étranger enlevé, tous les accidents disparurent bientôt.

Chez les personnes âgées, la douleur est presque nulle; si elle existe, elle se traduit par la sensation d'une gêne très-légère. Dans ces cas, j'ai remarqué deux conditions bien marquées : ou bien la conjonctive oculaire est lâche, ou bien la conjonctive palpébrale présente une hyperhémie chronique. Si le corps étranger est implanté dans une conjonctive oculaire lâche, la paupière, dans ses mouvements, ne frotte pas, à proprement parler, sur le corps étranger, qui, reposant sur une conjonctive mobile, suit en quelque sorte le mouvement des paupières. Quand il y a hyperhémie de la conjonctive palpébrale, cette muqueuse a perdu en partie sa sensibilité et alors s'explique l'absence de douleur. De plus, dans ces cas, la sécrétion de la muqueuse recouvre le corps étranger, lui forme une enveloppe qui rend ses aspérités moins sensibles et facilite le glissement des deux muqueuses l'une sur l'autre, sans que le malade ait la sensation d'un corps dur, frottant sur la conjonctive oculaire, qui est saine.

L'écoulement des larmes est un symptôme utile quand le corps étranger n'est pas implanté dans les tissus et quand il n'est pas situé dans le cul-de-sac conjonctival supérieur. Les larmes peuvent alors entraîner le corps étranger au dehors.

Les contractions spasmodiques des paupières ont un effet nuisible. Dues à une action réflexe, elles s'opposent à la sortie du corps étranger, qu'elles enfoncent dans les tissus.

Si l'épiphora est un effort de la nature médicatrice, il n'en est pas de même du blépharospasme.

L'injection de la conjonctive ne peut être l'objet d'aucune considération générale, elle varie suivant les organes atteints, c'est pour ce motif que j'en renvoie la description à l'étude de chaque cas particulier.

Pour la recherche des corps étrangers, il est quelquefois utile de faire fermer l'œil sain. Cette manière d'agir présente deux avantages : le premier, faciliter la diminution du blepharospasme et par suite l'ouverture de l'œil blessé ; le second, de soustraire à l'attention du malade les préparatifs de l'opération. Cependant, quand le malade n'est pas trop inquiet, j'aime mieux renoncer à cette méthode, parce que l'œil sain étant ouvert, le malade peut s'en servir pour fixer tel ou tel objet et imprimer à cet œil une direction qui, suivie par l'œil blessé, facilitera l'extraction.

Les précautions à prendre pour le diagnostic varient suivant le siége du corps étranger.

VOIES LACRYMALES

Je n'ai observé que deux cas de corps étrangers dans les voies lacrymales. Dans ces deux cas, il s'agissait d'une barbe d'épi de blé ayant pénétré par le point lacrymal inférieur. Voici l'un de ces faits :

M. D..., âgé de quarante ans, habitant la commune de Latresne, était occupé aux travaux de la moisson, lorsqu'il sentit une légère piqûre à l'œil gauche. C'était le 9 juillet 1866. Il se borna à l'usage de lotions avec de l'eau fraîche, mais, dès le lendemain, il remarqua que son œil était toujours baigné de larmes, et quand il fermait son œil, il lui semblait qu'une aiguille piquait sa paupière supérieure à la partie interne. Le 12 juillet, il vint me consulter, l'œil était larmoyant, la conjonctive n'était pas injectée. La paupière inférieure au niveau du grand angle est légèrement œdématiée, l'encanthis est rouge et peu gonflé, le point lacrymal inférieur présente une tige d'un blanc jaunâtre faisant une saillie de six millimètres. On dirait qu'on a placé dans ce conduit un corps pour amener la dilatation de cet orifice. A l'aide de pinces, je saisis ce corps étranger et je l'enlève, après avoir pris la précaution de tirer la paupière inférieure en dehors pour redresser le conduit lacrymal et éviter la rupture du corps étranger. Ce corps étranger, constitué par une barbe d'épi de blé, a une longueur de trois millimètres. Afin de m'assurer que le conduit lacrymal excréteur est parfaitement libre et ne contient plus de corps étranger, je fais passer un courant d'eau à l'aide de la seringue d'Anel, le liquide s'écoule facilement par le nez.

Les symptômes éprouvés par ce malade s'expliquent

facilement. Le corps étranger, faisant une saillie de un millimètre au-dessus du point lacrymal inférieur, piquait la
paupière supérieure quand celle-ci était abaissée, et alors
le malade, en fermant son œil, avait la sensation d'une
piqûre à la paupière supérieure au niveau du grand angle.
Le corps étranger, en oblitérant le conduit lacrymal inférieur, s'opposait à l'écoulement des larmes, et le malade
avait un œil larmoyant.

PAUPIÈRE

J'ai observé plusieurs cas de corps étrangers dans les
paupières, mais j'élimine de cette catégorie tous les cas où
il y avait des corps étrangers dans un autre organe, tels
sont les cas d'explosion de mine où la paupière est atteinte,
et dans lesquels la conjonctive et la cornée présentent
des lésions. Ces cas éliminés, il ne reste que cinq cas où
la lésion était exclusivement limitée à la paupière.

Ces cas ont été sans gravité. J'ai abandonné à eux-mêmes
les grains de poudre qui n'étaient pas superficiels.

Dans les deux cas suivants, j'ai dû procéder à l'extraction.

M. D..., habitant à Saint-Genès, est frappé le 19 février 1870
par un éclat de mine. Le 18 mars suivant, il vient me consulter. La paupière de l'œil droit présente, un peu au-dessus du
sourcil, une tumeur dure et mobile avec une plaie à bords ba-
veux et donnant naissance à une légère suppuration. Un stylet,
introduit par l'orifice de cette plaie, me permet de constater
l'existence d'un corps dur et rugueux. En me reportant aux
circonstances dans lesquelles est survenu l'accident, je diagnostique la présence d'un morceau de pierre. L'ouverture de
la plaie est agrandie à l'aide d'une section transversale, et
j'extrais un morceau de pierre. Je conseille un simple pansement à plat.

P..., doreur sur métaux, à Bordeaux, vient me consulter le
22 février 1870, pour un accident survenu la veille à son œil

gauche. En travaillant sur du cuivre, un éclat de ce métal est venu s'implanter dans la paupière supérieure gauche. Une légère ecchymose existe au point frappé. Au milieu de la teinte sombre, produite par le sang épanché, on voit briller un corps jaunâtre qui réfléchit fortement la lumière. Les mouvements d'élévation et d'abaissement de la paupière sont douloureux. Le corps étranger faisant saillie, je l'enlève facilement avec des pinces et je me borne à conseiller des applications d'eau fraîche pour hâter la disparition de l'ecchymose.

Les corps étrangers s'enkystent facilement dans les paupières. Dans les faits de ce genre qui m'ont été soumis, je n'ai eu à constater que des grains de poudre et je n'ai pas observé de grains de plomb comme M. Fano.

CONJONCTIVE.

La conjonctive revêt une partie du globe oculaire, ainsi que la face postérieure des paupières, de là, la distinction de conjonctive oculaire et de conjonctive palpébrale. Cette distinction anatomique ne peut servir de base réelle à la classification des corps étrangers, quoiqu'il soit nécessaire d'en tenir compte dans la pratique.

Il y a des cas de corps étrangers de la conjonctive, où il serait difficile et même impossible de désigner quelle était la portion de la conjonctive où résidait le corps étranger; tel est le cas suivant :

Émilie M..., âgée de six mois, demeurant à Saint-Julien (Médoc), avait une ophthalmie légère à l'œil gauche. Il s'agissait probablement d'une pustule de la conjonctive. Un dragon fut diagnostiqué et traité suivant la coutume populaire, à l'aide de frictions au moyen d'une bague en or. Soit à cause de la maladresse de l'opérateur, soit à cause des mouvements de l'enfant, l'anneau fut introduit complètement dans l'œil et disparut sous les paupières. Le 30 janvier 1863, on m'amena cette enfant, dont l'œil gauche était constamment fermé depuis cet

accident. En promenant le doigt au niveau de la base de la
paupière, on sentait un corps dur et circulaire. En ouvrant
les paupières avec force, car il y avait blepharospasme, je
constatai, au niveau de la caroncule lacrymale, la présence
d'une partie de l'anneau, que je saisis à l'aide du crochet
mousse à strabisme et que j'enlevai facilement.

Dans ce cas, l'anneau était en contact avec les deux
feuillets de la conjonctive et n'adhérait à aucun. C'était
un corps étranger de la conjonctive, purement et simple-
ment, sans localisation possible dans la conjonctive oculaire ou dans la conjonctive palpébrale.

Les corps étrangers de la conjonctive oculaire sont le
résultat d'une action directe; quant à ceux qu'on rencontre
dans la muqueuse palpébrale, ils n'y sont arrivés qu'indi-
rectement. Les choses se passent différemment dans la
muqueuse palpébrale supérieure et inférieure. Pour la
muqueuse palpébrale supérieure, un corps vient atteindre
la conjonctive oculaire ou la partie inférieure de la cornée,
les paupières s'abaissent instinctivement, le globe oculaire
est porté en haut, et le corps étranger abandonne la conjonctive oculaire et adhère à la muqueuse palpébrale supérieure. Pour la muqueuse palpébrale inférieure, si le corps
étranger est peu volumineux, il faut que la muqueuse soit
malade, ou bien, si elle est saine, il faut que le corps
étranger soit volumineux; dans le cas contraire, les corps
étrangers n'adhèrent pas à la muqueuse palpébrale inférieure, ils sont entraînés au dehors par les larmes.

L'extraction des corps étrangers de la conjonctive ne
présente aucune difficulté. Pour ceux qui résident dans la
muqueuse palpébrale supérieure, il est nécessaire de luxer
la paupière pour faciliter l'extraction. Je préfère cette manière à celles qui ont été conseillées par quelques auteurs;
à savoir: 1º les injections d'eau dans le cul-de-sac conjonctival supérieur, et 2º l'introduction d'une spatule sous la

paupière supérieure. Ces moyens ne réussissent pas toujours et l'introduction d'un corps dur sous la paupière supérieure peut avoir ses inconvénients. En voici un exemple :

C..., âgé de quarante-cinq ans, maçon, demeurant à Bordeaux, rue de Lerme, reçoit à l'œil gauche un moucheron, qui est extrait le soir même, à l'aide de l'introduction d'une bague sous la paupière supérieure. Les manœuvres ont été longues et douloureuses, et le moucheron a été retiré en morceaux, c'est dire que la bague a été introduite à plusieurs reprises. Le lendemain, 4 avril 1862, C..., est réveillé vers trois heures du matin, par de violentes douleurs occupant l'œil gauche. Il lui semble qu'il a un pavé dans cet œil. Il vient me consulter et je constate un chémosis séro-sanguinolent et de la photophobie. La cornée est intacte, la pupille est rétrécie, l'œil larmoyant. Les douleurs sont lancinantes et sourdes dans l'œil, gravatives au front et à la tempe gauche. La paupière supérieure est œdématiée. Je conseille des applications d'eau froide et des onctions d'onguent napolitain belladoné sur le front. Le 5 avril, la nuit a été mauvaise, même état de l'œil, continuer le même traitement. Sirop de morphine pour le soir. Le 6 avril, C... a dormi deux heures seulement. Les douleurs sont moins violentes, le chémosis diminue. Il y a un peu de sécrétion palpébrale. Lotions avec collyre au borax ; pour le reste, *ut supra.* Le 7 avril, la nuit a été bonne. Suppression du sirop de morphine. A partir de ce jour, les symptômes vont en s'amendant, et la guérison n'est complète que vers le quatorzième jour.

L'une des particularités les plus grandes des corps étrangers de la conjonctive, c'est la tolérance de cet organe et la facilité avec laquelle certains corps peuvent y séjourner et parvenir même à s'y enkyster.

Dans la conjonctive oculaire, le séjour des corps étrangers est rare. Je n'en ai observé que deux cas.

G..., âgé de vingt-neuf ans, chaudronnier, à Bordeaux, vient me consulter, le 15 octobre 1862, pour un corps étranger de la cornée droite, que j'enlève. G... me raconte qu'il y a huit ans, en travaillant à une cheminée en tôle, un morceau de tôle lui sauta dans l'œil gauche. Cet œil devint aussitôt rouge, mais la rougeur disparut sous l'influence de lotions d'eau fraîche. Je constate, à une distance de trois à quatre millimètres du bord interne de la cornée, une tache brunâtre, située dans la conjonctive. Il n'y a pas douleur, la vision est moindre, et les mouvements du globe sont sans douleur.

R..., âgé de trente-sept ans, forgeron, à Bordeaux, vient me consulter, le 15 juin 1867, pour un corps étranger dans la cornée droite. Ce corps étranger enlevé, R... me fait observer que ce morceau de fer qu'il avait dans son œil droit depuis trois jours, lui a fait éprouver plus de douleurs qu'un autre morceau de fer, qu'il a dans son œil gauche, depuis six ans. Cet œil gauche présente une parcelle de fer enkystée dans la conjonctive oculaire. On dirait un grain de poudre, cependant, la tache est plus limitée, plus saillante et plus noirâtre. Le fer est situé peu profondément, car il suit les mouvements de la conjonctive. Au début, il n'y eut qu'une légère ecchymose.

Je ne parle pas des grains de poudre enkystés dans la conjonctive oculaire, parce que je n'ai pas eu les malades assez longtemps sous les yeux pour apprécier s'ils s'enkystent réellement ou bien s'ils sont éliminés par la suppuration, comme cela arrive en partie au début.

Les corps étrangers enkystés que j'ai observés existaient tous dans le cul-de-sac conjonctival inférieur. A proprement parler, il n'y a pas dans ces cas formation de kyste. Le corps étranger détermine une perte de substance; sur les bords de cette plaie qui suppure, se forment des cellules d'un nouvel épithélium qui enveloppe le corps étranger, mais jamais complètement. Le corps étranger est recouvert d'une masse rouge fongueuse, à surface luisante, et en présence de cette tumeur qui se développe graduellement au point de repousser la paupière en dehors, on ne constate aucune trace d'injection dans le reste de la conjonctive. Cet état est pour moi tellement caractéristique qu'en le constatant, je diagnostique un corps étranger.

Après avoir consulté mes notes, il m'est impossible de préciser le temps nésessaire pour que ce travail d'hypertrophie de la conjonctive se fasse autour d'un corps étranger, car ce temps est très-variable.

B..., âgé de soixante-douze ans, cultivateur, à Fargues, ayant dans l'œil un morceau d'épi de blé, depuis un mois, ne présentait pas encore de commencement de formation de kyste.

D..., vingt-cinq ans, au Porge, avait une graine de foin dans l'œil gauche depuis deux mois. Le 22 août 1871, j'extrais le corps étranger et ne constate, dans le cul-de-sac conjonctival, aucun travail de formation de kyste.

Dlle V..., âgée de deux ans, à Soussans, avait un épi de blé dans la conjonctive de l'œil droit, depuis deux mois. Le 19 octobre 1872, le corps étranger est enlevé, la conjonctive palpébrale présente une plaie avec bords légèrement saillants.

Dlle T..., âgée de treize mois, à Mérignac. Cette enfant, couchée sur un oreiller de balle d'avoine, est trouvée un matin avec l'œil gauche un peu rouge, larmoyant et craignant la lumière. Pendant que l'enfant fait des efforts pour ouvrir son œil, la famille a cru remarquer, par moments, un corps noirâtre, qui paraissait déborder la paupière inférieure. Le 27 mai 1872, trois jours après l'accident, on m'apporte cette enfant. Ayant abaissé la paupière inférieure de l'œil gauche je constate, la présence d'une barbe de balle d'avoine dans le cul-de-sac conjonctival. Le corps étranger est enlevé à l'aide de pinces. La conjonctive, au niveau du cul-de-sac, est éraillée et rouge. Je crois que dans ce cas, la tuméfaction de la conjonctive n'aurait pas tardé à se produire.

M. H..., âgé de trente-six ans, bouvier, à la Bastide, s'endort dans une écurie, au mois d'octobre 1863. En se réveillant, il s'aperçoit qu'il souffre de son œil gauche, mais comme il avait eu chaud, il supposa qu'il avait un coup d'air. Quelques jours après, la conjonctive commença à sécréter un peu de matière. Au mois de janvier 1864, il vit apparaître à la partie inférieure une tumeur rougeâtre qui allait en augmentant et gênait les mouvements de l'œil. Le 27 janvier 1864 il venait me consulter. La paupière inférieure abaissée, je constatai la présence d'une tumeur rouge, lisse, présentant à son centre une dépression, au niveau de laquelle on distinguait une tache noirâtre. Cet orifice étant trop étroit, pour permettre l'introduction de pinces destinées à aller chercher le corps étranger, j'excisai le bourrelet, ce qui me facilita l'extraction du corps étranger, qui était constitué par un épi de blé.

Garçon R..., âgé de vingt-un mois, demeurant à Bordeaux, rue Saint-François. Au mois de janvier 1873, ses parents remarquèrent que l'œil gauche de cet enfant était sensible à la lumière et que les paupières étaient souvent recouvertes de secrétion purulente. On crut à l'existence d'une simple ophthalmie catarrhale. Plus tard, on remarqua que la paupière inférieure se tuméfiait graduellement et enfin on constata une tumeur rouge à la partie interne de cette paupière. M. le Dr Gellie, médecin de la famille, me fit appeler en consultation, le 2 mars 1873. L'enfant présentait les symptômes suivants : la paupière inférieure de l'œil gauche était soulevée et rejetée en avant comme poussée par une tumeur située à la partie postérieure. En abaissant cette paupière, on constatait la présence d'une tumeur rouge à surface polie, la conjonctive oculaire était normale. Au milieu de la tumeur, on voyait une tache linéaire jaunâtre, que je saisis avec des pinces et j'enlevais un morceau de balle d'avoine de près de deux centimètres de long. L'enfant étant habituellement couché sur des oreillers garnis de balle d'avoine, avait dû pendant la nuit, s'introduire ce corps étranger dans l'œil. Le corps étranger enlevé, la guérison ne se fit pas longtemps attendre.

Le cas le plus curieux que je possède comme corps étranger de la conjonctive est le suivant :

Dlle M..., âgée de huit ans, demeurant rue Saint-Claude. Sa mère, qui me l'amène le 31 août 1868, me raconte que sa fille est malade depuis deux ans. Diverses médications ont été essayées sans succès. La surface cutanée de la paupière inférieure de l'œil droit, fait, vers le centre, une saillie très-prononcée comme s'il s'agissait d'un chalazion. Au niveau de cette saillie, la muqueuse palpébrale est augmentée de volume et forme un bourrelet rougeâtre qui déborde le cartilage tarse. J'abaisse la paupière inférieure et je constate une tumeur rougeâtre ayant son point de départ dans le cul-de-sac conjonctival et cette tumeur est bosselée, et présente sur un de ses points

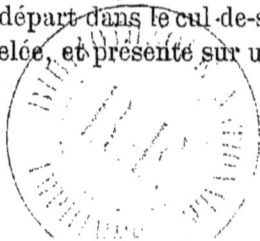

une teinte noirâtre. Un stylet appliqué sur ce point noirâtre donne la sensation d'un corps dur et metallique. A l'aide de pinces, je saisis ce corps et je retire une petite virole ayant cinq millimètres de diamètre et deux millimètres et demi de hauteur. C'était un œillet de bottine que cette enfant s'était introduite dans l'œil et qu'elle portait depuis deux ans. Le corps étranger enlevé, la tumeur s'est affaissée et la conjonctive a repris son état normal.

CORNÉE

Les corps étrangers de la cornée sont les plus nombreux ; j'ai déjà signalé cette particularité et j'ai essayé d'en expliquer la fréquence.

L'œil droit paraît être plus souvent atteint que l'œil gauche. Voici le relevé des cinq cent cinquante-trois cas que j'ai observés :

OEil gauche.	296 cas	
OEil droit.	256 cas	} 553
Deux yeux.	1 cas	

Au point de vue de leur nature, les corps étrangers de la cornée sont principalement constitués par des parcelles métalliques ; fer, acier, fonte, telle était la nature des corps étrangers dans quatre cent vingt-un cas. Un chiffre si élevé fait pressentir que ce sont les professions destinées aux travaux sur les métaux qui exposent le plus aux corps étrangers de la cornée. Je n'ai noté la profession que dans quatre cent onze cas. En voici le tableau :

Charpentiers.	12	Maçons.	34	Plâtrier.	1
Charrons.	9	Maréchaux-Ferrants	7	Rémouleurs.	1
Chaudronniers.	39	Marbriers.	2	Serruriers.	63
Chauffeurs.	4	Manœuvres.	2	Taillandiers.	2
Cantonnier.	1	Marins.	6	Tapissier	1
Cultivateurs.	7	Mécaniciens.	105	Tonneliers.	13
Fondeurs.	7	Menuisiers.	9	Tourneurs.	23
Forgerons.	55	Meuniers.	2	Verrier.	1
Graveur.	1	Peintre.	1		

Les substances métalliques forment la plus grande partie des corps étrangers de la cornée pour deux raisons; la première, c'est que ces corps sont lancés avec force et la seconde, c'est que ces corps présentent des angles aigus.

Quant aux substances non métalliques que l'on rencontre dans la cornée, on constate qu'elles n'adhèrent à la cornée que par leurs extrémités qui sont anguleuses. Une particularité dont je ne puis me rendre compte, c'est celle que l'on remarque quand il s'agit d'insectes introduits dans l'œil. Je n'ai jamais vu qu'une seule élytre adhérant à la cornée par sa face concave. Le corps de l'insecte et l'une des élytres avaient été éliminés spontanément. Ces élytres peuvent quelquefois rester très-longtemps dans la cornée sans déterminer d'accident. En voici un cas.

Au mois d'août 1871, M. X..., se promenant le soir sur les bords de la Garonne, sentit tout à coup qu'un corps étranger s'était introduit dans son œil droit. Il supposa que c'était un insecte. La nuit fut bonne, il n'avait pas de douleurs, il ne s'en occupa pas, quoiqu'il aperçut une petite tâche noirâtre sur le bord de la cornée. Ce corps étranger resta dans la cornée sans procurer ni douleur, ni rougeur jusqu'à la fin de décembre 1872. A cet époque, il y eut de légères douleurs oculaires et un peu de rougeur se développa sur la conjonctive, près du bord de la cornée où siégeait le corps étranger. La teinte noirâtre produite par le corps étranger devint marron foncé, et tout autour la cornée prit une teinte blanchâtre. M. X... vint me consulter le 2 janvier 1873. Il éprouvait une gêne dans l'œil, qui était sensible à la lumière. Sur la cornée, près du bord interne, on voyait une petite tumeur d'un marron foncé. Au pourtour de cette tumeur, la cornée présentait une teinte opaline. De la conjonctive partait un faisceau vasculaire se terminant sur le corps étranger. En examinant la tumeur à l'aide d'un fort grossissement, je constatai qu'elle était formée de deux plans bien distincts. Le plan profond était sombre et le plan superficiel était formé par un lacis de vaisseaux. A l'aide d'une aiguille à cataracte, j'enlevai le corps étranger, il y eut quelques gouttes de sang

produites par la rupture des vaisseaux qui environnaient le
corps étranger. Ce corps étranger était une élytre d'insecte
ayant deux millimètres de long sur un de large. Cette élytre
reposait sur la cornée par sa face concave. Dans ce cas, le
corps étranger avait séjourné dans l'œil sans accidents, du
mois d'août 1871, à fin décembre 1872. C'est donc pendant
près de seize mois.

Dans le cas suivant, pour une même cause, la tolérance
a été bien moindre :

Femme D..., âgée de soixante-un ans, à Camiran. Le 15
mars 1873, elle sentit tout à coup une gêne dans l'œil gauche.
Elle remarqua bien qu'elle avait une petite tache noire dans
cet œil, mais comme il n'y avait ni douleurs, ni gêne de la
vision, elle n'y attacha aucune importance. Dans les premiers
jours du mois de mai, son œil gauche devint rouge, la lumière
était difficilement supportée. On lui prescrivit un collyre qui
ne fit pas cesser les accidents. Le 15 mai 1873, elle vint me consulter. La pupille de l'œil gauche est très-large. Comme cette
femme avait employé un collyre, je supposai que cette dilatation
était la conséquence d'un collyre d'atropine ou de belladone.
Sur la cornée, à la partie inférieure et près du bord interne,
je constate une petite tuméfaction d'un brun rougeâtre. Un
paquet de vaisseaux conjonctivaux forme sur la cornée un
léger pannus. J'enlève le corps étranger à l'aide d'une aiguille
à cataracte. Ce corps étranger était constitué par une élytre
d'insecte.

Les corps étrangers de nature métallique sont, en général, de petit volume, et, par cette raison, ils peuvent quelquefois passer inaperçus, si l'on ne prend cer-
taines précautions pour en constater l'existence. Lorsque
le corps étranger a une teinte qui se rapproche de la
teinte de l'iris, il peut passer inaperçu à un examen superficiel. Dans les cas de ce genre, M. Sœlberg Vells conseille la dilatation de la pupille et l'éclairage oblique. Le
corps étranger devient alors plus visible sur le champ noir
de la pupille. Cette précaution me paraît inutile, et je n'y

ai jamais eu recours, car, en faisant exécuter des mouvements au globe oculaire, on peut toujours obtenir une
position où le corps étranger apparaisse dans le champ
pupillaire. Une autre cause d'erreur, c'est la réflexion de
la lumière par la surface convexe de la cornée. On doit
donc, pour le diagnostic, placer le malade de manière à
ce que la lumière arrive obliquement sur son œil. L'éclairage oblique n'est indispensable que lorsqu'il s'agit de
reconnaître à quelle profondeur s'est engagé un corps
étranger.

La cornée ne se comporte pas toujours de la même façon
quand elle contient un corps étranger. Tantôt les cellules
de la cornée qui avoisinent le corps étranger se troublent,
prennent une teinte blanc-bleuâtre, tantôt la conjonctive
s'injecte.

Quand les cellules de la cornée se troublent, elles forment autour du corps étranger un anneau blanchâtre.
D'après M. Galezowski, cet « anneau apparaît ordinaire-
ment quelques jours après l'accident et peut servir à reconnaître la durée de la maladie. » Je ne partage pas cette
opinion, car j'ai constaté l'apparition de cet anneau à des
époques trop différentes pour admettre qu'il puisse servir
à fixer l'époque de l'accident.

L'injection conjonctivale varie de forme et d'étendue suivant la position du corps étranger. L'époque de son apparition est très-variable. Quand le corps étranger siége vers
le milieu de la cornée, l'injection occupe tout le pourtour
de la cornée. Dans le cas contraire, l'injection est limitée
au voisinage du bord de la cornée le plus rapproché du
corps étranger. Dans ces cas, il arrive quelquefois que
l'injection se montre tout autour de la cornée, mais le
maximum de l'injection n'en existe pas moins dans le voisinage du corps étranger. Quand le corps étranger est resté
longtemps dans la cornée, il y a formation d'injection

panniforme sur la cornée. Le pannus est disposé de façon à mesurer la plus courte distance entre le corps étranger et le bord de la cornée. Cependant si le corps étranger siége au centre, le pannus prend une direction verticale et vient par le bord supérieur de la cornée.

L'extraction des corps étrangers de la cornée présente plus de difficultés que celle des corps étrangers de la conjonctive. Cette difficulté ne provient pas exclusivement de l'adhérence du corps étranger, mais surtout de la difficulté qu'a souvent le malade de tenir son œil immobile. Les mouvements exécutés par le malade s'expliquent très-bien, quand on songe que l'instrument, venant se placer dans le champ pupillaire, est aperçu par le malade, qui détourne instinctivement son œil. Cependant, après quelques tâtonnements, le malade finit par tolérer l'approche de l'instrument. Cependant, mais très-rarement, j'ai été obligé d'avoir recours à l'emploi d'ophthalmostat pour faciliter l'extraction des corps étrangers.

En présence d'une intervention chirurgicale, du reste sans gravité, la plupart des malades réclament l'emploi de moyens anodins, tels que l'extraction du corps étranger à l'aide d'un aimant. Il y a longtemps que l'aimant a été conseillé par Fabrice de Hilden, Guérin, Gendron, Pellier et Demours. Je l'ai moi-même essayé plusieurs fois sans succès, et ces insuccès ne m'ont nullement étonné. Les parcelles métalliques que l'on rencontre dans la cornée sont en général recouvertes par l'épithélium conjonctival de la cornée qui s'oppose à l'action de l'aimant, ou bien elles ont pénétré obliquement dans le tissu de la cornée, et ce n'est que par l'abrasion de la cornée qu'on peut les enlever.

Pour l'ablation des corps étrangers, on a conseillé de se servir de lancettes, de pinces, de couteaux et d'aiguilles à cataracte.

La lancette est un mauvais instrument. Par son volume, elle effraie le malade, et elle est difficile à manier. Si le malade ferme brusquement son œil, les paupières sont exposées à être blessées par les bords de l'instrument. Cet instrument doit être laissé de côté.

L'aiguille à cataracte est l'instrument que j'emploie de préférence. L'opération, à l'aide de cet instrument, est très-facile, en ayant soin de ne jamais aborder le corps étranger par sa surface, mais bien par les bords. L'aiguille doit être dirigée en arrière du corps étranger.

Quand le corps est volumineux et saillant, les pinces doivent être employées ; car, dans ces cas, l'extraction est plus rapide et plus facile qu'avec tout autre moyen, mais les cas qui réclament ce mode opératoire sont rares. En voici quelques exemples :

M. L..., de Camblanes, reçut dans l'œil gauche un éclat de canon, le 15 août 1868. L'œil devint aussitôt douloureux, sensible à la lumière. On se borna à des applications d'eau fraîche. Les douleurs allant en augmentant et l'œil devenant rouge, M. L..., vint me consulter le 18 août 1868. L'œil gauche présentait les symptômes suivants : photophobie peu intense, larmoiement, sensation de corps étranger dans l'œil, surtout pendant les mouvements du globe, la douleur est localisée par le malade dans la partie supérieure. La conjonctive présente une injection réticulée sans sécrétion sensible. La cornée est encadrée d'un cercle rose et profond. Dans la cornée, au-dessus du champ pupillaire, on constate la présence d'une saillie bosselée, irrégulière et brunâtre. Je saisis cette saillie avec des pinces et je constate qu'elle a trois millimètres de diamètre sur deux de hauteur. C'est un morceau de fonte provenant d'éclats du canon. Après l'ablation, les mouvements des paupières ne sont plus douloureux, mais la cornée présente une dépression. N'ayant pas revu le malade, il m'est impossible de dire si cette dépression s'est comblée avec ou sans cicatrice apparente.

D^lle M..., âgée de huit ans, demeurant à Roaillan. A la moisson de l'année 1864, cette enfant sentit tout à coup son œil devenir douloureux. Quelques jours après, l'œil présentait un peu de rougeur et, sur la cornée, la famille constata la présence d'une tache jaune. L'inflammation se développant, un médecin fut consulté ; il diagnostiqua un abcès et prescrivit un traitement antilymphatique, qui fut suivi pendant un an avec toutes les variantes possibles, et cela sans succès. La cornée se troubla, se perfora à la circonférence, il y eut hernie de l'iris.

Le 20 juillet 1865, cet enfant me fut amenée. L'œil présentait les symptômes suivants : à la partie inférieure de la cornée, il y a une tache blanche, la pupille est déformée, leucome avec synéchie antérieure. Sur la cornée, vaisseaux panniformes profonds, isolés, se rendant à une tache jaune superficielle et saillante. Cette tache est quadrilatère, à bords parfaitement limités et à grand diamètre horizontal. Par sa forme et son siège, cette tache ne pouvait être confondue ni avec un hypopyon ni avec un onyx. Je diagnostiquai un fétu de paille que j'enlevai facilement avec des pinces. Cette ablation faite, quelques semaines après, la guérison était aussi complète qu'on pouvait l'espérer, car il restait le leucome qui aurait été évité si le traitement avait débuté par la suppression de la cause, c'est-à-dire par l'enlèvement du corps étranger.

Les autres cas de corps étrangers de la cornée, où j'ai employé les pinces, étaient constitués par des épines, leur histoire ne me paraît offrir rien de particulier à signaler.

Le seul cas où j'ai dû recourir à l'emploi d'un couteau à cataracte est le suivant :

M. G..., âgé de trente-cinq ans, jardinier de Mérignac, vient me consulter, le 30 décembre 1872. Il est malade depuis le 27 décembre. Il présente, dans la cornée de l'œil droit, un corps étranger qui ne fait pas saillie à la surface convexe de la cornée, mais qui est implanté obliquement dans les lames de cet organe. A l'éclairage oblique, ce corps étranger paraît noirâtre et comme cylindrique, il traverse la cornée sans cependant faire saillie en arrière dans la chambre antérieure. Au niveau de l'extrémité antérieure de ce corps, la cornée est déprimée en forme de cupule, mais cette ouverture est trop petite pour permettre l'introduction de pinces destinées à aller saisir le corps étranger. Je me décide à agrandir cette ouverture à l'aide d'un couteau à cataracte. Je fais une légère incision des lames les plus superficielles de la cornée, au-dessus de l'extrémité antérieure du corps étranger, que je puis saisir avec les pinces et enlever facilement. L'ablation de ce corps étranger fut suivi de la perte de l'humeur aqueuse, ce qui me prouva que si le corps étranger ne faisait pas saillie dans la chambre antérieure, il avait perforé la membrane de Descemet. L'occlusion de l'œil suffit pour amener la cicatrisation de la plaie.

En général, après l'extraction d'un corps étranger, les malades éprouvent une notable sensation de bien-être. Il n'en est pas toujours ainsi pour ceux de la cornée. Après leur ablation, des malades se plaignent d'avoir encore dans l'œil la sensation d'un corps étranger. Ces cas sont rares, et voici ce qu'alors j'ai constaté. Le corps étranger enlevé, il reste une dépression à la surface de la cornée. Cette dépression présente tantôt des bords mousses et tantôt des bords taillés à pic. Dans le premier cas, le malade n'accuse plus de douleurs, après l'ablation d'un corps étranger; ce n'est que dans le second cas, que la sensation d'un corps étranger persiste, ce qui s'explique par le frottement de la muqueuse palpébrale supérieure, sur les bords tranchants de cette excavation de la cornée. Dans ces cas, je conseille l'occlusion du globe, et la guérison est aussi rapide que dans les cas ordinaires.

CHAMBRE ANTÉRIEURE ET IRIS.

La plupart des auteurs décrivent séparément les corps étrangers de la chambre antérieure et ceux de l'iris. Si je les réunis ici dans un même chapitre, c'est que je n'ai jamais observé des cas où le corps étranger était parfaitement libre dans la chambre antérieure. Dans les cas qui m'ont été soumis, le corps étranger qui faisait saillie dans la chambre antérieure adhérait, soit à la cornée, soit à l'iris.

Dans le cas suivant, le corps étranger était adhérent à la face postérieure de la cornée.

B..., âgé de quarante-neuf ans, cultivateur, à Gradignan, vient me consulter, le 14 mars 1867, pour un décollement séreux de la rétine survenu depuis quelques jours à l'œil droit. Je passerai sous silence la description des symptômes fournis par cet œil, je me bornerai à signaler l'état de l'œil gauche, pour lequel le malade ne venait pas me consulter. En 1855, il reçut en bêchant un éclat de caillou dans l'œil gauche, qui fut enflammé pendant quarante jours environ. Quand les accidents inflammatoires furent passés, B... quitta l'hôpital où il avait été soigné et reprit son travail sans difficulté, ne conservant de ce traumatisme qu'une tache blanche sur la cornée, tache qui le gênait très-peu. Voici ce que je constatai : à l'œil nu, on distingue sur la cornée une tache blanchâtre qui semble plus large à la partie postérieure qu'à la partie antérieure. Cette tache a des bords bien limités. L'iris est normal et la pupille se contracte régulièrement sous l'influence directe de la lumière. En examinant le malade de côté, on voit que cette tache fait saillie en arrière dans la chambre antérieure. A l'éclairage oblique, la surface antérieure de la cornée présente, au niveau de cette tache, une légère dépression, et on distingue dans la chambre antérieure une tumeur irrégulière, bosselée, à teinte crayeuse parfaitement limitée, faisant saillie dans la chambre antérieure et adhérant à la face concave de la cornée. La forme et la teinte de cette tumeur de la chambre antérieure ne permettent pas de songer à l'existence d'un kyste formé par le décollement de la membrane de Descemet, c'est pour cela que j'ai diagnostiqué l'existence d'un morceau de pierre adhérant à la cicatrice de la cornée. Cet état existant depuis douze ans sans inconvénient, il était inutile de conseiller l'ablation de ce corps étranger.

Si dans le cas que je viens de citer le corps étranger faisait saillie dans la chambre antérieure en adhérant à la cornée, dans le cas suivant le corps étranger adhérait à l'iris.

G..., menuisier, demeurant à Bordeaux, est malade depuis huit jours quand il vient me consulter, le 29 décembre 1868. En rabotant, il a eu la sensation d'un corps étranger dans l'œil

droit. La douleur a été peu intense et passagère. Ses cama-
rades et un pharmacien qu'il consulta lui affirmèrent qu'il
n'avait rien dans l'œil. Il reprit son travail, et la vision ne
tarda pas à se troubler. La conjonctive devint rouge. Quand
je le vis pour la première fois, il présentait l'état suivant :
légère injection rosée et profonde tout autour de la cornée. A
l'œil nu, la cornée ne présente aucune altération, mais à l'é-
clairage oblique on distingue en bas et en dehors un léger
trouble nuageux des couches de cet organe. A la partie inférieure et externe de l'iris, on remarque un corps blanchâtre,
cylindrique, implanté dans l'iris et faisant saillie dans la
chambre antérieure. L'iris ne présente aucune altération de
couleur. Les mouvements de la pupille sont lents et les chan-
gements brusques dans l'intensité de la lumière occasionnent
de la douleur, le champ pupillaire est normal. La portion
visible du cristallin est transparente. Je diagnostiquai un
corps étranger implanté dans l'iris. La transparence du cristallin me fit émettre l'opinion que ce corps étranger était
d'une petite étendue, car s'il eût été long, il aurait atteint le
cristallin et cet organe serait devenu opaque. Je conseillai
l'opération que je pratiquai, le 5 janvier 1869, de la façon sui-
vante : à la partie inférieure et externe de la cornée, près de
l'insertion cornéo-scléroticale, je fis une ponction à l'aide d'un
couteau lancéolé de Jieger. Des pinces courbes introduites dans
la chambre intérieure vinrent saisir le corps étranger que
j'attirai au dehors. L'iris vint aussitôt s'engager dans la plaie,
j'en fis aussitôt la réduction, ne voulant pas pratiquer la section d'une portion de cet organe. L'iridectomie ne me parut
pas utile, parce que l'iris ne présentait pas de signes inflammatoires. Le pansement consista en applications d'eau fraîche
sur l'œil maintenu dans l'occlusion la plus parfaite. Les suites
de cette opération ne présentent rien de spécial à noter. La
guérison s'effectua rapidement sans accidents, et quelques
jours après, G... reprenait facilement son travail, ne conservant de ce traumatisme qu'une légère synéchie antérieure. Le
corps étranger que j'enlevai était un morceau de bois ayant
une longueur de deux millimètres et demi et un millimètre
d'épaisseur. Il avait la forme cylindrique.

Par les faits que j'ai cités, on a vu que si, après l'ablation
des corps étrangers, situés dans la conjonctive ou dans la

cornée, les organes atteints reviennent presque toujours à
l'état normal, il n'en est pas de même pour les cas de
corps étranger dans la chambre antérieure et dans l'iris.
Les corps étrangers n'existent dans l'œil qu'à la condition
d'une plaie de la cornée, et, pour les enlever, une nouvelle
plaie est indispensable. Dans ces cas, il faut en outre tenir
compte des lésions permanentes, qui peuvent être occa-
sionnées par les lésions de l'iris ou de la cornée. Dans ces
cas, il faut donc s'attendre à des lésions incurables plus
ou moins graves. Cependant, si l'opération doit laisser des
traces, ces lésions ne doivent pas la faire rejeter, car la
présence du corps étranger dans l'œil expose cet organe
aux dangers les plus sérieux.

Le diagnostic de la présence d'un corps étranger dans la
chambre antérieure ou l'iris n'est pas toujours facile.
Quand l'accident est récent, le diagnostic peut être facile,
pourvu que la blessure de l'iris ait été de peu d'importance
et qu'il n'y ait pas eu d'hémorrhagie, car lorsqu'il y a
hémorrhagie, le sang remplissant la chambre antérieure
masque le corps étranger et ne permet pas de l'apercevoir.

D'après Furnari, l'hémorrhagie serait la règle. « La plupart des corps vulnérants qui blessent la cornée, pénètrent
jusqu'à l'iris, qu'ils déchirent, coupent et décollent. Ces
blessures sont toujours suivies d'épanchement sanguin. »
Lawrence était plus dans le vrai quand il disait : « Quoique
l'iris semble être composé d'un lacis extrêmement fin,
quand on l'examine au microscope, cependant, les inci-
sions ou déchirures de cette membrane ne laissent point
épancher de sang. »

Quand la maladie est avancée, la production de pus dans
la chambre antérieure devient un obstacle pour reconnaître la présence d'un corps étranger.

Enfin, dans le cas où la cornée a été coupée dans une
grande étendue, l'iris vient faire saillie au dehors, et le

corps étranger peut passer inaperçu. On a conseillé alors
de s'assurer de la présence du corps étranger par l'introduction d'une sonde à travers la plaie de la cornée. Ce
moyen, que je n'ai jamais employé, me paraît mauvais, car
il peut donner lieu à des iritis graves.

Quelquefois, à la suite de la suppuration de la cornée,
le corps étranger fait saillie à la surface de la cornée et
simule, par sa teinte noirâtre, une hernie de l'iris. Dans
ces cas, j'ai toujours noté un symptôme qui me paraît
essentiellement pathognomonique. Quand il y a hernie de
l'iris, le malade se plaint seulement d'une certaine gêne
occasionnée par les mouvements du globe, mais s'il s'agit
d'un corps étranger, le malade accuse toujours la sensation
d'une râpe qui racle ses paupières, quand il ferme son œil.
Dans trois cas où le corps étranger faisait saillie à la surface de la cornée, en simulant une hernie à l'iris, cette
sensation a été alléguée par les malades. Dans ces
cas, il m'a suffi de saisir le corps étranger à l'aide de
pinces pour l'entraîner au dehors. La cornée, ramollie
par la suppuration, n'offre aucune résistance à cette
extraction.

La tendance des corps étrangers de la chambre antérieure et de l'iris est l'élimination spontanée ou la tolérance. La tolérance, c'est-à-dire la formation d'un kyste,
est la forme la plus rare; quant à l'élimination spontanée,
elle ne se produit qu'au prix de si violentes douleurs et
de si graves déformations oculaires, qu'il me paraît natu-
rel de ne jamais conseiller l'expectation pour attendre la
sortie spontanée du corps étranger.

Pour diagnostiquer la présence d'un corps étranger,
quand il y a hypopyon ou hyphéma, on a conseillé de
tenir compte : 1° des antécédents, 2° de l'inflammation,
3° de la forme de l'injection. A l'aide de ces moyens, les
erreurs ne peuvent être évitées.

1° *Les antécédents.* — Certes, si le malade assure qu'après l'accident on a constaté *de visu* le corps étranger, le doute n'est pas permis, mais il y a des malades qui ne peuvent fournir, à cet égard, aucun renseignement, et qui même induisent le médecin en erreur. Tel est le cas suivant :

M. L..., étant à la chasse, le 23 novembre 1862, se sent tout à coup frappé à l'œil droit. L'œil devint rouge, larmoyant, douloureux, sensible à la lumière. Il se borne à des applications d'eau fraîche. Les douleurs augmentant, il a recours à son médecin, qui prescrit un traitement antiphlogistique. Le 5 décembre 1862, M. L... vient me consulter. La cornée de l'œil droit présente à la partie inférieure près de l'insertion cornéo-scléroticale une ligne blanchâtre, de peu d'étendue et légèrement déprimée, cicatrice d'une plaie de cet organe. La chambre antérieure est remplie dans sa moitié inférieure par du pus. La partie de l'iris visible est décolorée. La pupille est étroite. La vision est considérablement diminuée. Il n'y a pas de douleur. Je m'informai si lors des premiers jours de l'accident, on n'avait pas constaté un éclat de capsule, la réponse du malade fut négative et, en me faisant cette réponse, il me faisait observer que son médecin, auquel il avait posé lui-même cette question, avait déclaré *de visu* l'absence de corps étranger. Les symptômes inflammatoires s'étant amendés, M. L... reprit ses occupations. En 1865, M. L... fut atteint d'ophthalmie à cet œil droit. Quand il fermait son œil, il lui semblait que la pointe d'une aiguille venait labourer ses paupières, et il avait remarqué la formation d'une petite tumeur noirâtre dans son œil. Le 21 mars 1865, je saisis cette petite sallie noirâtre et j'enlevai un éclat de capsule.

Voilà donc un éclat de capsule qui a séjourné dans l'œil, du 23 novembre 1862 au 21 mars 1865, et sur la présence duquel le malade donnait de bonne foi des renseignements erronés. Les antécédents ne peuvent donc servir à établir la présence d'un corps étranger dans l'œil.

2° *Inflammation.* — L'inflammation qui survient immédiatement après l'introduction d'un corps étranger n'a

rien de particulier. Elle est plutôt le résultat de la plaie
de la cornée et de l'iris que de la présence du corps
étranger. Elle ne peut en rien aider au diagnostic.

3° *La forme de l'injection.* — On a prétendu que l'injection péricornéale atteignait son maximum dans le voisinage du corps étranger, de sorte que si, après un traumatisme, on observait un point périphérique de la cornée
où l'injection fût plus intense, on devait diagnostiquer la
présence d'un corps étranger dans le voisinage de cette
injection. Cette donnée est plus théorique que pratique.
L'injection atteint toujours son maximum du côté où la
cornée est le plus malade, qu'il y ait un corps étranger ou
qu'il n'y en ait pas. L'injection ne peut donc servir à
asseoir le diagnostic.

Dans le doute, il faut débuter par le traitement antiphlogistique, et quand les accidents inflammatoires ont disparu,
le diagnostic devient plus facile et l'on peut avoir recours
au traitement chirurgical. C'est ainsi que j'ai agi dans le
cas suivant :

M. L..., serrurier à Bègles, est frappé à l'œil gauche par un
éclat de fer, le 1er juillet 1861. Le 9 juillet, L... vient me consulter. La cornée, qui a perdu sa transparence dans la moitié
inférieure, présente une plaie suppurée de peu d'étendue. La
chambre antérieure est remplie de pus en bas et de sang en
haut. Rougeur au pourtour de la cornée, plus prononcée en
bas. Traitement antiphlogistique. Le 27 juillet, l'hyphéma a
disparu, l'hypopyon a diminué. Dans la chambre antérieure,
au milieu de la teinte jaunâtre de l'hypopyon, masse brunâtre
à forme vague. Ne doutant nullement que cette masse brunâtre ne soit constituée par un corps étranger. J'agrandis la
plaie de la cornée à l'aide d'un couteau à cataracte, ce qui me
permet de faire écouler le pus au dehors, et à travers cette
incision, j'introduis des pinces pour saisir un morceau de fer
placé dans la chambre antérieure. La guérison fut prompte.
Il est cependant resté un léger leucome avec synéchie
antérieure

Je passe ici sous silence la description des corps étrangers de cristallin et du corps vitré, parce que je réserve ces faits pour un travail sur l'examen des lésions de ces organes, à l'aide de l'ophthalmoscope.

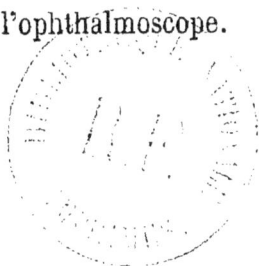

Bordeaux. — Imp. Duverdier et Cie (Durand, Dr), rue Gouvion, 7.

www.ingramcontent.com/pod-product-compliance
Lightning Source LLC
Chambersburg PA
CBHW060453210326
41520CB00015B/3931